Katerine Sacoto Quinteros

DROGADICCION EN ADOLESCENTES

Katerine Sacoto Quinteros

DROGADICCION EN ADOLESCENTES

DROGADICCION EN ADOLESCENTES ATENDIDOS EN EL HOSPITAL DE DURAN EN LOS AÑOS 2013-2015

Editorial Académica Española

Imprint
Any brand names and product names mentioned in this book are subject to trademark, brand or patent protection and are trademarks or registered trademarks of their respective holders. The use of brand names, product names, common names, trade names, product descriptions etc. even without a particular marking in this work is in no way to be construed to mean that such names may be regarded as unrestricted in respect of trademark and brand protection legislation and could thus be used by anyone.

Cover image: www.ingimage.com

Publisher:
Editorial Académica Española
is a trademark of
International Book Market Service Ltd., member of OmniScriptum Publishing Group
17 Meldrum Street, Beau Bassin 71504, Mauritius
Printed at: see last page
ISBN: 978-620-3-03721-0

DEDICATORIA

Dedico esta tesis a Dios y a mi familia. A Dios porque ha estado conmigo a cada paso que doy, cuidándome y dándome fortaleza para seguir adelante en este largo camino recorrido; A mi familia a mi esposo a mis hijas, hermanos, pero en especial a mis padres que lo largo de mi vida se ha convertido en la base de mi vida en la fortaleza que me impulsa a seguir adelante en las metas que me he propuesto, siendo mi apoyo en todo momento, depositando su entera confianza en cada reto que se me presentaba sin dudar ni un solo momento en mi capacidad y espíritu de superación.

Katerine Sacoto Quinteros

AGRADECIMIENTOS

El presente trabajo de investigación fue realizado bajo la tutoría de la Doctora Patricia Párraga Pazmiño del Hospital Básico de Duran, a quien me gustaría expresar mi sincero agradecimiento, por hacer posible la realización de este estudio. Agradecer su paciencia, tiempo y dedicación que tuvo para que esto saliera de manera exitosa.

A Dios, por darme la fe y fortaleza para creer en mis sueños y darme la oportunidad de continuar con vida para poder realizarlos pese a todos los obstáculos que he tenido en este largo camino.

A mis padres, Nube y Eduardo por ser el apoyo más grande e incondicional durante mi carrera universitaria, ya que sin ellos no hubiera logrado mis metas y sueños. Por ser mí ejemplo a seguir, por enseñarme a luchar, a trabajar y aprender todos los días sin importar las circunstancias y el tiempo.

A mis hermanos, Eduardo, Ronald y Doménica por confiar en mí, por darme siempre ánimos para continuar en todos estos largos años, por ayudarme al igual que mis padres e Isabel en el cuidado de mis hijas Pamela y Angelline, a todos ustedes les agradezco sus palabras de aliento que en algún momento de mi vida dijo y las tengo siempre presente en mi mente, mi corazón y acciones. Todos ustedes son parte de este sueño, que el día de hoy se hace realidad.

A mi esposo, Darío Parra, por toda la paciencia que me ha tenido y el apoyo emocional ya que me da la seguridad de que puedo lograr mis sueños y de que es necesario todo este sacrifico para nuestro futuro.

A mi gran familia, abuelitos Nacho y Rosendo, tíos, tías, primos y primas por nunca criticarme y siempre apoyarme y animarme a lograr este sueño que se está haciendo realidad.

A mis compañeros y amigos, que han pasado por mi vida, por los que se fueron y por los que se quedaron, gracias por soportarme, de cada uno tengo recuerdos, buenos o malos siempre me sirvieron para ser mejor persona.

A mis maestros, gracias ya que compartieron conmigo sus conocimientos, sus experiencias, su vida y aportaron mucho en mi carrera para ahora convertirme en una profesional de la salud, siempre los llevare en mi mente y en mi corazón.

Katerine Sacoto Quinteros

RESUMEN

Título: "DROGADICCION EN ADOLESCENTES ATENDIDOS EN EL HOSPITAL DE DURAN EN LOS AÑOS 2014-2015"

Autor: SACOTO QUINTEROS KATERINE JANNETH

Objetivo: Determinar la incidencia de consumo de sustancias psicoactivas en adolescentes y sus factores predisponentes para la drogadicción por medio de la observación indirecta para aportar información al servicio.

Metodología: Se realizó estudio descriptivo retrospectivo, se revisaron las historias clínicas por medio del Sistema AS-400, de todos los pacientes adolescentes de 10 a 19 años que consumían sustancias psicoactivas atendidos en la emergencia del Hospital Básico de Duran durante los años 2014-2015. La recopilación de las historias clínicas se obtuvo mediante búsqueda por código CIE 10 (diagnósticos) y se realizó la organización de los datos con el programa estadístico Microsoft Excel.

Resultados: Se presentó un predomino del sexo masculino en relación al femenino, la mayoría de casos se dieron entre los 15 a 19 años, se evidenció que los afectados provenían del sector urbano-marginal en su mayoría, de ocupación estudiantes y de condición social de baja a media, los cuales ya habían presentado varios episodios anteriores de consumo y no habían buscado ayuda; se determinó que la droga más usada era el cannabis. Se determinó que una parte de la población consumidora de sustancias presenta antecedentes de patologías psiquiátricas, con mayor frecuencia trastornos depresivos y frecuentemente acudían a la emergencia por síndrome de dependencia.

Conclusiones: El consumo de sustancias sigue siendo un serio problema de salud pública, es poca la atención y los recursos destinados a su prevención y tratamiento por ello, es importante fortalecer los planes de educación continua y soporte psicológico para los adolescentes y sus familiares así se evitaría las repercusiones funcionales y orgánicas con fin de evitar casos fatales.

Palabras Claves: Sustancias, Adicción, Dependencia, Síndrome de abstinencia, Prevención.

ABSTRACT

Title: "DROGADICCION EN ADOLESCENTES ATENDIDOS EN EL HOSPITAL DE DURAN EN LOS AÑOS 2014-2015"

Author: SACOTO QUINTEROS KATERINE JANNETH

Objective: To determine the incidence of use of psychoactive substances in adolescents and their predisposing factors for drug addiction through indirect observation to provide information to the service.

Methodology: A retrospective descriptive study was carried out. The clinical records were reviewed through the AS-400 system of all adolescents aged 10 to 19 years who used psychoactive substances treated during the emergency of the Duran Basic Hospital during the years 2014-2015. The collection of medical records was obtained by searching for CIE code 10 (diagnoses) and organizing the data using the statistical program Microsoft Excel.

Results: A predominance of males was shown in a relation to females, most cases occurred between 15 and 19 years, it was evidenced that those affected came from the urban-marginal sector, mostly from students of occupation and Of the low to middle social status, which had already presented several previous episodes of consumption and had not sought help; The most commonly used drug was cannabis. It was determined that a part of the population consumes of the substances presents antecedents of psychiatric pathologies, frequently of the majority of depressive disorders and frequently appeared to the emergency by dependency syndrome.

Conclusions: Consumption of chemical substances remains a public health problem, there is little attention and resources are devoted to its prevention and treatment, it is important to strengthen the plans for continuing education and psychological support for adolescents and their Family members so avoid functional and organic repercussions in order to avoid fatal cases.

Key Words: Substances, Addiction, Dependence, Abstinence Syndrome, Prevention.

INDICE

INTRODUCCION

La drogadicción es un trastorno caracterizado por un deseo incontrolable de consumir determinada sustancia ya sea legal o no, a la cual una persona se ha acostumbrado tras un uso reiterado denominado adicción. El problema del consumo de sustancias psicoactivas o las llamadas comúnmente drogas ya no es nuevo en el mundo.

En si viendo ya el problema del consumo de drogas sacamos la conclusión de que es un problema el cual afecta al individuo que está en dependencia del mismo y a todos pues se trata de un fenómeno transnacional que pone en evidencia el carácter multifacético de este flagelo, sus lazos complejos con la violencia, actos criminales, su influencia sobre la salud y el futuro de la niñez y juventud, y s impacto negativo sobre nuestro país. (OMS, Drogadiccion, 2015)

El uso de sustancias psicoactivas es un factor cada vez más frecuente y desafortunadamente la edad de inicio es mucho más prematura que hace una década afectando no solo a este grupo vulnerable sino también a su familia y al conjunto de la sociedad.

Por lo general se busca obtener un efecto gratificante, que puede ser la alteración de la actividad mental, de las actitudes o del grado de percepción, no obstante su consumo muchas veces conduce incluso a un desequilibrio mental aun cuando no produzcan lesiones orgánicas.

Cabe también recalcar que para hablar sobre temas de drogadicción en adolescentes debemos ponernos a pensaren cuales son los factores por los cuales los adolescentes se refugian en las drogas, motivo por el cual es la realización de dicho estudio detallado más adelante mediante el uso de estadísticas obtenidas del HOSPITAL BASICO DURAN y diversos análisis que se realizaran para dicha valoración.

Según con lo que se estudiara a continuación se verá que la edad más vulnerable para el inicio del consumo de estupefacientes se sitúa actualmente entre los 12 a 16 años, empezando muchas veces por sustancias inhalantes procediendo luego al consumo de drogas derivadas como la ´´hache´´ una droga muy dañina y con efectos secundarios desastrosos no solo para el individuo sino para la familia y su entorno. En esta etapa de vida los ambientes en los que viven los adolescente influyen bastante, la familia la cual tiende a perder control; la escuela donde pasan la mayor parte de su tiempo, los grupos de amigos que cada vez más van ganando protagonismos y la falta de información permanente y adecuada sobre el tema.

Revisando casos internacionales observamos que las estadísticas son similares a las que se presentan en nuestro país principalmente en la zona urbana de las grandes zonas de Latinoamérica.

La finalidad de este trabajo de titulación es determinar cuáles son los factores de riesgo más predisponentes para que los adolescentes usen los distintos tipos de drogas.

Los métodos que se emplearan en la elaboración de este trabajo serán:

- Análisis de historias clínicas electrónicas revisadas mediante previa aceptación del departamento de estadísticas del HOSPITAL BASICO DURAN.
- Estudio de datos obtenidos de libros o revistas nacionales e internacionales para realizar este análisis.

CAPITULO I

EL PROBLEMA

PLANTEAMIENTO DEL PROBLEMAS

Actualmente en el cantón Duran se ha observado muchos casos de drogadicción que incluso han llevado a los adolescentes a cometer actos ilícitos según reportes de la policía del cantón y entrevistan televisivas.

Los más implicados en este tema son adolescentes de bajos recursos los cuales muchas veces no tiene el apoyo de sus padres y al sentirse desprotegidos se refugian en este vicio sin darse cuenta lo mucho que afecta.

Según el informe anual de ONU sobre las drogas, se calcula que 1 de cada 20 adultos, es decir, alrededor de 250 millones de personas de entre 15 y 64 años, consumieron por lo menos una droga en 2014. Aunque considerable, esa cifra −que equivale aproximadamente a la suma de la población de Alemania, Francia, Italia y el Reino Unido− no parece haber aumentado en los últimos cuatro años de manera proporcional a la población mundial. Sin embargo, dado que se calcula que más de 29 millones de personas que consumen drogas sufren trastornos relacionados con ellas, y que 12 millones de esas personas son consumidores de drogas por inyección, de los cuales el 14% viven con VIH, el impacto del consumo de drogas en lo que respecta a sus consecuencias para la salud sigue siendo devastador. (UNODC, 2016).

Revisando un informe realizado en el cantón Duran. Mientras en una pared lateral de la sede del distrito educativo del cantón Durán, murales pintados por estudiantes de varios planteles incitan a los chicos a rechazar el consumo de drogas, pero, a la vuelta, frente al colegio Durán, con relativa discreción un joven entrega paquetes a los alumnos que empiezan a salir del establecimiento público.

Las madres de familia vinculan al individuo como uno de los supuestos expendedores de estupefacientes que a diario se ubican fuera de ese y otros colegios desde las 12:00. (Universo, 2015)

La venta y consumo de drogas entre adolescentes y jóvenes, ya sea fuera de los colegios o en los barrios, es una problemática constante en la ciudad ferroviaria, la segunda más poblada del Guayas con 235.769 habitantes, según el último censo del INEC, de 2010.

En lo que va del año, allí se han incautado 38.607 gramos de droga, principalmente clorhidrato de cocaína. Durante el 2014 se decomisaron 777.766 gramos, según cifras de la Policía Antinarcóticos.

Ramiro Arequipa, capitán del distrito de Policía Durán (cuenta con 379 uniformados), dice que la distribución de estupefacientes fuera de los centros educativos se combate con operativos y programas como Vendedor Seguro y Escuela Segura, con los que se identifica a los comerciantes informales que se sitúan en los exteriores de las instituciones y se dictan charlas preventivas a los alumnos.

Aquello, sin embargo, parecería ser insuficiente, pues en el segundo proyecto solo están inscritos 8 planteles, de 66 unidades educativas que hay en la ciudad, según sus registros.

La situación preocupa a padres de familia quienes a la salida del colegio van a ver a sus hijos todos los días, para evitar que los adolescentes se relacionen con los supuestos expendedores de drogas, jóvenes que portan mochilas, visten camisetas, bermudas y gorra.

Con los ojos llorosos y voz entrecortada, Nancy C. cuenta que hace dos semanas descubrió que su hijo de 15 años consumía H. "Él me llegaba con vómito, tenía frío, pero nunca pensé que él iba a hacer esas cosas", cita y añade que por ahora su hijo no va al colegio; ella acude los martes y jueves para retirar las tareas que le envían a casa.

Arequipa refiere que los sectores con mayor incidencia de drogas son los cerros Las Cabras y Redondo, El Recreo, El Arbolito y Colinas del Valle. (Universo, 2015)

JUSTIFICACION

Los estudios previos como por ejemplo los anteriormente citados (OMS, Drogadiccion, 2015) (UNODC, 2016) (Universo, 2015) han evidenciado el incremento del porcentaje de drogadicción en el mundo.

El presente estudio pretende analizar la situación de los adolescentes que sufren de drogadicción, determinar cuáles son los factores de riesgo predisponentes para este vicio, realizado con la ayuda de datos estadísticos obtenidos en el Hospital Básico Duran, los resultados nos permitirán valorar los criterios por los cuales hay drogadicción, y de esta manera buscar disminuir el incremento que se ha dado en los últimos años y así plantear medidas preventivas contra la DROGADICCION pues es de conocimiento que esta enfermedad afecta a toda la sociedad y acarrea una serie de complicaciones clínicas afectando gravemente la salud del adolescentes. Se buscara promover campañas que hablen sobre la drogadicción realización de afiches y banners sobre el tema para que la comunidad en general del cantón Duran tenga conocimiento de las complicaciones del uso de las drogas en especial en adolescentes.

Es muy importante conocer la problemática de la adicción a sustancias psicotrópicas ya que en mi formación para obtener el título de Médico desde los primeros años del pregrado se nos ha inculcado la atención primaria de salud, para prevenir la enfermedad y promover la salud en la comunidad. Es por ello que se ha realizado el estudio para saber cuáles son las causas para que un adolescente caiga en este problema, recordando siempre que ellos son el futuro de nuestra patria y hay que brindarse toda la ayuda necesaria.

DETERMINACION DEL PROBLEMA

Los adolescentes del cantón duran durante los años 2013 a 2015 presentaron factores de riesgo para la drogadicción con efectos por los cuales asistieron al HOSPITAL BASICO DURAN y que serán estudiados en la presente investigación.

La presente investigación se efectuó:

Naturaleza: es un estudio básico de observación indirecta, retrospectivo, transversal y descriptivo.

Campo De Investigación: Salud Pública.

Lugar: Hospital Básico Durán

Área: Medicina Interna y Neurología

Período: 2013 a 2015

Aspecto: factores predominantes

Tema: "Drogadicción y su impacto en adolescentes del cantón Durán en los años 2013 a 2015 con datos estadísticos del HOSPITAL BASICO DURAN".

FORMULACION DEL PROBLEMA

¿Cuáles son los factores de riesgo para la drogadicción en adolescentes en el cantón duran durante el periodo 2013 a 2015?

¿Cuáles son factores de riesgo que determinan la elección del uso de drogas?

¿Qué complicaciones pueden darse en los adolescentes con drogadicción?

¿Qué medidas se deberían tomar para prevenir el uso y abuso de drogas que nos ayuden a reducir el porcentaje actual de drogadicción?

OBJETIVOS GENERALES Y ESPECIFICOS
OBJETIVO GENERAL

- Determinar cuáles son los factores de riesgo para la drogadicción que tengan impacto en adolescentes atendidos en el cantón Duran durante los años 2013 a 2015.

OBJETIVOS ESPECIFICOS

- Analizar los factores de riesgos para la drogadicción en adolescentes.

- Identificar los factores de riesgo que exponen a los adolescentes de 12 a 16 años atendidos en el HOSPITAL BASICO DURAN al consumo de sustancias psicotrópicas.

- Establecer medidas de acción y prevención que ayuden a eliminar los factores de riesgo de drogadicción en los adolescentes del cantón Duran.

CAPITULO II

MARCO TEORICO

DEFINICION DE DROGAS

Para la OMS cualquier sustancia, natural o sintética, que al consumirse puede alterar la actividad mental y física de las personas, debido a sus efectos sobre el Sistema Nervioso Central, es una DROGA.

Para algunos autores, como (Fernandez-Espejo, 2002) una droga es "toda sustancia natural o sintética que genera adicción, es decir, la necesidad imperiosa o compulsiva de volver a consumir para experimentar la recompensa que produce, que es sensación de placer, euforia, alivio de la tensión, etc."

Así, el término droga se utiliza para referirse a aquellas sustancias que provocan una alteración del estado de ánimo y son capaces de producir adicción. Este término incluye no solo las sustancias que popularmente son consideradas como drogas por su condición de ilegales, sino también diversos psicofármacos y sustancias de consumo legal como el tabaco, el alcohol o las bebidas que contienen derivados de la cafeína o la teofilina, como el café o el té; además de sustancias de uso doméstico o laboral como las colas, los pegamentos y los disolventes volátiles.

HISTORIA

Puede afirmarse que con la aparición del hombre se inició también la intención por obtener sustancias capaces de producir cambios en el estado de ánimo, el nivel de alerta y la percepción del mundo, descubriéndose y elaborándose las sustancias psicoactivas, más comúnmente llamadas 'drogas'.

En las muestras de escritura más antiguas se encuentran referencias al empleo de drogas estimulantes, depresoras y alucinógenas, habiéndose observado que en las culturas primitivas el uso de psicoactivos tuvo casi siempre un significado ritual y mágico-religioso, y las autoridades ejercían cierto control sobre su empleo mediante leyes específicas o a través de la fuerza de la costumbre. (Carvalho, 2007)

Los avances tecnológicos permitieron que se aprendiera a concentrar y aislar los principios activos de ciertas drogas. Dicho proceso se inició con los alquimistas y la destilación del alcohol y alcanzó una eficiencia notable en el siglo XIX cuando se aislaron los alcaloides cafeína, morfina y cocaína. El invento de la jeringa hipodérmica permitió contar con formas más seguras de administración, lo cual a su vez favoreció la elaboración de nuevos compuestos tales como la heroína, las anfetaminas y el PCP, productos de síntesis químicas.

El desarrollo de ciertas drogas proporcionó a la medicina elementos poderosos para el tratamiento de enfermedades, el alivio del dolor y el control de la depresión; pero también enfrentó a la sociedad con un fenómeno no previsto: la aparición de personas que bajo los efectos de las drogas perdían el control de sus actos, abandonaban las normas establecidas y cometían actos criminales.

La situación se tornaba más dramática en tanto los usuarios generalmente provenían de minorías étnicas definidas, las cuales se enfrentaron a una discriminación aún más severa, con mecanismos represivos basados en la violencia. Es por ello que en los primeros momentos el consumo de drogas no era considerado un problema de salud sino más bien un tema social y político.

Así pues, los últimos años del siglo XIX fueron testigos de importantes movimientos que propugnaban la necesidad de regular y controlar la comercialización y empleo de drogas, llegando incluso a proponerse su prohibición absoluta. Sin embargo, tales iniciativas no eran nuevas, la historia ya mostraba antecedentes importantes en los esfuerzos mundiales por controlar el abuso del opio y sus derivados.

Como consecuencia de ello, a inicios del siglo XX surgieron campañas que alentaban la proscripción de toda droga capaz de producir dependencia, los llamados 'narcóticos' o 'estupefacientes'. Así, la mayor parte de países inicialmente restringieron el opio, luego la morfina, la cocaína y algunos derivados sintéticos. (Venum, 2014).

Las medidas adoptadas por cada país y los acuerdos internacionales de control inicialmente ocasionaron una reducción considerable del número de casos de adicción y accidentes debidos a drogas, pero a la vez propiciaron la formación de mecanismos subterráneos dedicados a la producción y comercialización de drogas ilegales, que basan su poder en la violencia y en su enorme capacidad de corrupción.

Según (Venum, 2014), A mediados de los 60 se difundió por el mundo una corriente que cuestionaba los valores establecidos planteando la búsqueda de satisfacción individual más allá de las actividades convencionales.

En ese momento se comenzó a asociar el uso de drogas con la búsqueda de liberación individual lo cual ocasionó un explosivo aumento del consumo a nivel mundial, seguido por un notable incremento del accionar de las bandas de traficantes, la violencia generalizada y crisis en las relaciones internacionales cuando los países 'productores' y 'consumidores' se culpaban mutuamente como responsables del problema.

Sin embargo, más allá de las responsabilidades internacionales y el proceso histórico involucrado, el hecho concreto es que el mundo actual enfrenta un problema grave, asociado a múltiples casos de enfermedad y muerte en el que intervienen muchísimas personas y montos incalculables de dinero.

El panorama se complica por la existencia de drogas de alta peligrosidad cuyo uso no solo es aceptado socialmente sino promovido libremente; tal es el caso del alcohol y el tabaco que entran en la categoría de drogas sociales. Por otro lado, aún hoy existen minorías étnicas que hacen uso ritual y mágico-religioso de algunas drogas como una expresión genuina de sus respectivas culturas. (Venum, 2014).

CLASIFICACION DE LAS DROGAS
Las drogas han sido clasificadas según múltiples sistemas de categorización, como por ejemplo los efectos que producen en el sistema nervioso central (CONSEP, Drogas, 2012), por su situación jurídica, drogas duras o blandas:

La clasificación de las drogas según los efectos que producen a nivel del sistema nervioso central constituye el sistema de clasificación más aceptado en la actualidad. (Yaria, 2015).

Depresores del sistema nervioso central o Psicolépticos: inhiben el funcionamiento del sistema nervioso central, enlenteciendo la actividad nerviosa y el ritmo de las funciones corporales. Entre los efectos que producen se encuentran relajación, sedación, somnolencia, sueño, analgesia e incluso coma. Ejemplos de estas sustancias los constituirían el alcohol, los diversos tipos de opiáceos (heroína, morfina, metadona, etc.), ciertos psicofármacos (como por ejemplo las benzodiacepinas o los barbitúricos), etc.

Estimulantes o Psicoanalépticos: producen una activación general del sistema nervioso central, dando lugar a un incremento de las funciones corporales. Se establece una distinción entre estimulantes mayores (tales como la cocaína o las anfetaminas) y menores (como la nicotina, cafeína, teína, teobromina).

Alucinógenos o Psicodislépticos: también conocidos como perturbadores. Producen un estado de conciencia alterado, deforman la percepción y evocan imágenes sensoriales sin entrada sensorial. Ejemplos de estas sustancias los constituirían el LSD o las drogas de síntesis (que por los efectos que producen serían más bien consideradas como sustancias mixtas estimulantes-alucinógenas).

Por su situación legal las drogas se clasifican en:

Drogas legales: Se entiende por drogas legales aquellas cuyo uso no está penalizado por la Justicia. Generalmente, el alcohol, el tabaco, el café y los medicamentos son ejemplos de drogas legales. Aun así existen mecanismos de control y, por ejemplo, tanto el tabaco como el alcohol tienen impuestos especiales, normalmente muy superiores a los normales, y su venta está controlada. Otro ejemplo es el de algunos medicamentos que sólo pueden ser adquiridos bajo la prescripción de un médico titulado.

Drogas ilegales: Son ilegales aquellas drogas cuyo uso está prohibido o penalizado por la Justicia. Por ejemplo: la cocaína, la heroína, y aquellos medicamentos que han demostrado ser nocivos.

Las drogas duras y las drogas blandas:

La diferencia entre una droga dura y una droga blanda es que las duras causa adicción y/o una dependencia física y psíquica, mientras que una droga blanda solamente causa una sola adicción y/o dependencia, la cual puede ser a nivel psíquico solo o físico solo.

En su origen esta distinción pretendió servir para distinguir las drogas altamente adictivas que comportan serios daños a la salud (duras), de las poco adictivas, que no presentan un riesgo grave para quien las consume (blandas). (Claudio, 2014)

MARCO CONCEPTUAL

ADICCIÓN

Según la Organización Mundial de la Salud (OMS) es una enfermedad física y psicoemocional que crea una dependencia o necesidad hacia una sustancia, actividad o relación. Se caracteriza por un conjunto de signos y síntomas, en los que se involucran factores biológicos, genéticos, psicológicos y sociales.

Es una enfermedad progresiva y fatal, caracterizada por episodios continuos de descontrol, distorsiones del pensamiento y negación ante la enfermedad. (OMS, Adicciones, 2016).

DROGADICCIÓN

La drogadicción es un trastorno caracterizado por un deseo incontrolable de consumir una determinada sustancia. Es una enfermedad que tiene su origen en el cerebro de un gran número de seres humanos, la enfermedad se caracteriza por su cronicidad o larga duración, su progresividad y las recaídas. El uso indebido de cualquier tipo de drogas con otros fines y no los iniciales que se han prescrito, cuando existe la prescripción. (OMS, Glosario de términos, 2008).

TOLERANCIA

Cuando la droga ha provocado ciertas alteraciones fisiológicas en el organismo, aparece el fenómeno de tolerancia que significa que el individuo requiere dosis cada vez más elevadas para conseguir efectos de la misma intensidad como fue inicialmente, es decir, el organismo ha desarrollado tolerancia con el consiguiente riesgo de contraer una intoxicación crónica.

Puede presentarse de forma rápida y el grado de la misma depende de cada tipo de droga. (OMS, Glosario de Termino, 2008)

FARMACO DEPENDENCIA

Para la Organización Mundial de la Salud OMS, la fármaco dependencia es el estado psíquico y físico causado por la acción recíproca entre un organismo vivo y un fármaco o droga, caracterizado por modificaciones del comportamiento y por otras reacciones que implican siempre un impulso irreprimible de tomar el fármaco en forma periódica o continua a fin de experimentar sus efectos síquicos y a veces físicos para evitar el malestar producido por la privación. Algunos fármacos tienen efectos perjudiciales para el organismo y generan una alta tolerancia con relativa rapidez, esto ha llevado a muchas personas incluidos los jóvenes y niños a automedicarse. (FARMACODEPENDENCIAS, 2015).

MEDICAMENTOS

El Consejo Nacional de Estupefacientes y Sustancias Psicotrópicas CONSEP define a los medicamentos como todas las preparaciones o formas farmacéuticas que se utilizan con fines terapéuticos para la curación o prevención de enfermedades en el hombre o animales. En la actualidad es drogadicto no solamente quien consume marihuana, heroína, cocaína u otra sustancia ilícita, pues la ingesta de ciertos fármacos que son fácilmente alcanzables como los tranquilizantes y las anfetaminas son capaces de generar una adicción, en consecuencia, se pueden convertir en farmacodependiente. (CONSEP, Percepciones sobre el uso de drogas, 2015).

Esto trae como consecuencia en algunos casos dependencia física, es decir un estado de adaptación biológica que se manifiesta por trastornos fisiológicos más o menos intensos cuando se suspende bruscamente la droga, y dependencia psicológica que significa que el uso compulsivo de una droga sin desarrollo de dependencia física, para procurarse un placer o disipar un estado de malestar. (Secretaria Tecnica de Drogas, 2016)

FACTORES DE RIESGO Y PROTECCION PARA EL CONSUMO DE DROGAS.

Una de las teorías más consensuadas en el ámbito de la prevención del consumo de drogas es la de los factores protectores y de riesgo. Los factores o condiciones que se asocian a una baja probabilidad de aparición de la conducta de riesgo, en este caso, de consumo de drogas, son llamados factores protectores. Por el contrario, los factores o condiciones que incrementan la probabilidad de que se inicie o mantenga el consumo de drogas se denominan factores de riesgo

LA FAMILIA

Siendo la familia el núcleo de toda sociedad, actualmente se ve afectada por esta problemática social, por eso es importante que hagamos hincapié en la importancia de la misma:

ESTRUCTURA Y COMPOSICIÓN FAMILIAR

Muchos estudios han señalado que tanto la ausencia de uno de los padres del seno familiar como el hecho de que uno de los padres vuelva a casarse, podrían conceptualizarse como factores de riesgo que permitirían predecir el consumo futuro de tóxicos por parte de los hijos.

DISCIPLINA FAMILIAR

La variable control o seguimiento paterno ha sido asociada a la etiología del abuso de drogas en la adolescencia. Se encontraron que factores como la ausencia de implicación maternal, la ausencia o inconsistencia de la disciplina parental y bajas aspiraciones de los padres sobre la educación de sus hijos, predecían su iniciación en el uso de drogas. (Andrews, 1987).

RELACIONES AFECTIVAS Y COMUNICACIÓN, AFECTO/VÍNCULO AFECTIVO PATERNO FILIAL

La mayoría de los estudios coinciden en que las interacciones padres-hijo caracterizadas por la ausencia de conexión y por la sobreimplicación maternal en las actividades con los parecen estar relacionadas con la iniciación de los jóvenes adolescentes en el uso de drogas. De forma contraria, las relaciones familiares positivas basadas en un profundo vínculo afectivo entre padres e hijo correlacionan con una menor probabilidad de que la juventud presente problemas de conducta y se inicie en el consumo de sustancias.

COMUNICACIÓN FAMILIAR

Muchos estudios confirman de forma genérica la importancia de la comunicación paterna filial pero, con referencia al problema concreto de las drogas, sostienen que a pesar de que la relación con los padres tiene un protagonismo especial en la vida del joven, la que se establece con los amigos puede llegar a ser mucho más relevante.

COHESIÓN FAMILIAR

Se defiende que, con respecto al consumo de tóxicos, la probabilidad de que los jóvenes manifiesten dicho comportamiento disminuye a medida que aumenta su participación en las decisiones familiares y, por el contrario, se incrementa conforme lo hace el grado de discrepancia en la familia.

CONFLICTO FAMILIAR

De forma genérica, se sostiene que la crianza de los niños en familias con alto nivel de conflicto es un factor de riesgo importante tanto para e l desarrollo de trastornos de conducta en general como para el consumo de sustancias.

ACTITUDES Y CONDUCTAS FAMILIARES HACIA EL CONSUMO DE DROGAS

El uso parental de drogas se ha asociado repetidamente con la iniciación de los adolescentes en el consumo de tóxicos y con la frecuencia de uso de los mismos. En este caso, esta correlación positiva se ha comprobado para la mayor parte de las drogas tanto legales como ilegales. Atendiendo al factor más actitudinal del modelado parental, es importante señalar que las actitudes permisivas de éstos con respecto al consumo de sustancias son percibidas por los jóvenes como de igual o mayor importancia que el uso parental real (Muñoz, 2001).

FACTORES DE PROTECCIÓN

Existen muchos factores que actualmente actúan como una barrera de protección para evitar que los niños, niñas y adolescentes consuman cualquier tipo de sustancias psicotrópicas, a continuación las mencionamos según los niveles en que los mismos se presentan:

NIVEL PERSONAL

Dentro de los factores de protección a nivel personal tenemos: a la capacidad de autonomía, independencia, empatía, satisfacción por lo recibido, tendencia al acercamiento hacia las personas y situaciones en el nivel intelectual, autoestima positiva, actitudes asertivas, existencia de un proyecto de vida, desarrollo de actividades sanas (pertenencia a clubes juveniles, música, pintura), realización de ejercicio físico.

NIVEL COMUNAL Y SOCIAL, FACTORES DE PROTECCION

Dentro de los factores de protección a nivel comunal y social se toman en cuenta los microambientes donde la persona se desarrolla como: la escuela, el colegio, la universidad, lugares de trabajo, lugares de recreación, la calle, entre otros; siempre y cuando éstos favorezcan la formación integral de la persona.

Uno de los grupos de factores de riesgo que han captado más la atención entre los investigadores ha sido el de los factores familiares. El consumo de drogas tiene como base un proceso de socialización en el que influye la familia como transmisora de creencias, valores y hábitos que condicionan más adelante la probabilidad de consumo.

MARCO LEGAL

La prevención integral contra el consumo y abuso de drogas en la población infantil debe estar basada en la comprensión profunda del ámbito social y económico de las familias y niños ecuatorianos, factores que contribuyen a su origen. La visión de las características generales de la realidad de la niñez y adolescencia ecuatoriana y las acciones del Estado en sus distintos aspectos, ha identificado nuevos retos a los que hay que responder y que hacen necesario reorientar los esfuerzos y establecer las líneas de acción con el propósito de elaborar que la propuesta de prevención integral procure una efectiva coordinación de los diversos sectores e instituciones.

A continuación mencionamos el marco legal, en se basa nuestro trabajo de investigación:

LEY SOBRE SUSTANCIAS ESTUPEFACIENTES Y PSICOTROPICAS

Art. 1.- Objetivo.- Esta Ley tiene como objetivo combatir y erradicar la producción, oferta, uso indebido y tráfico ilícito de sustancias estupefacientes y psicotrópicas, para proteger a la comunidad de los peligros que dimanan de estas actividades.

Art. 2.- Declaración de interés nacional.- Declárase de interés nacional la consecución del objetivo determinado en esta Ley, las acciones que se realicen para su aplicación y, de manera especial, los planes, programas y actividades que adopten o ejecuten los organismos competentes.

Las instituciones, dependencias y servidores del sector público y las personas naturales o jurídicas del sector privado están obligadas a suministrar la información y a prestar la colaboración que determina esta Ley o que establezcan las autoridades a las que compete su aplicación.

TITULO SEGUNDO DE LA PREVENCION

Art. 19.- Actividades preventivas.- Las instituciones y organismos públicos, en aplicación de los planes y programas de prevención del uso indebido de sustancias sujetas a fiscalización, desarrollarán, en las áreas de su competencia o actividad, bajo la supervisión de la Secretaria Ejecutiva y en coordinación y colaboración con las entidades y personas que estimaren del caso, las campañas tendientes a alcanzar los objetivos de esta Ley.

Art. 20.- Educación preventiva.- Los programas de todos los niveles y modalidades del sistema nacional de educación incluirán enfoques y metodologías pedagógicos que desarrollen la formación de una personalidad individual y una conciencia social orientadas a la prevención del uso indebido de sustancias sujetas a fiscalización.

Las autoridades del sistema educativo nacional y los directivos de los establecimientos de educación fiscal, municipal y particular y el magisterio en general deberán participar activamente en las campañas de prevención.

TITULO TERCERO

Art. 29.- Del uso indebido de sustancias sujetas a fiscalización.- Por uso indebido de sustancias sujetas a fiscalización se entiende todo aquel que no sea terapéutico.

Art. 30.- Examen y tratamiento obligatorio.- Los miembros de la fuerza pública están obligados a conducir de inmediato a cualquier persona que parezca hallarse bajo los efectos nocivos de una sustancia sujeta a fiscalización a un hospital psiquiátrico o centro asistencial, con el objeto de que los médicos de la correspondiente casa de salud verifiquen si se encuentra bajo el efecto de esas sustancias. Si fuere así, evaluarán si hay intoxicación y el grado que ha alcanzado. Si éste fuere el caso, ordenarán inmediatamente el tratamiento adecuado. El tratamiento que debiere efectuarse en centros especiales se realizará en los que fueren previamente calificados y autorizados por la Secretaría Ejecutiva, en coordinación con el Ministerio de Salud Pública (Ley108, 1990).

El estado garantiza mediante esta ley que el máximo rector del tema de control y erradicación de la droga está a cargo del CONSEP. Quien debe velar y providenciar recursos económicos para la realización de proyectos educativos o al menos fomentarlos para la prevención del consumo de drogas en las instituciones educativas. Además de brindar el servicio de rehabilitación a los jóvenes que hayan incursionado en el mundo de las drogas.

CONSUMO DE SUSTANCIAS ASOCIADO A PATOLOGIAS PSIQUIATRICAS

Cuando hablamos de drogadicción, debemos tener claro que por sí misma está catalogada como enfermedad mental, pues interrumpe y altera la categorización normal de necesidades y deseos, reemplazándolos por nuevas prioridades vinculadas a la adquisición y el consumo de psicotrópicos. Las conductas compulsivas merman la capacidad para controlar los impulsos, lo que provoca una degradación progresiva en la interacción con el entorno. Este cuadro corresponde a una sintomatología común en las psicopatologías.

Gran parte de las personas drogodependientes son diagnosticadas también de otras enfermedades mentales, y viceversa. Sin ir más lejos, los drogadictos tienen el doble de probabilidades de padecer patologías asociadas a su estado de ánimo o de tipo ansioso, lo cual ocurre también en el sentido inverso.

Pero, ¿por qué razón existe está marcada comorbilidad entre drogodependencia y trastorno mental? Si bien los trastornos de adicción a drogas se presentan concurrentemente junto a otras psicopatologías, ello no significa que una cause la otra, a pesar de que una de ellas pueda aparecer antes y la otra después. En efecto, suele ser complejo dictaminar cuál de los trastornos surgió primero y por qué. No obstante, los estudios indican los siguientes puntos como motivos por los cuales es habitual que estas enfermedades se presenten de forma comórbida:

- **La drogodependencia suele causar los síntomas de otra psicopatología**. Por ejemplo, algunos fumadores de cannabis con ciertas vulnerabilidades de base pueden presentar un riesgo mayor a desarrollar cuadros psicóticos.
- **Las enfermedades mentales pueden arrastrar al consumo de drogas**, probablemente como un modo de automedicación. Las personas que padecen cuadros de ansiedad o depresión tienen una mayor disposición al consumo de alcohol, al tabaquismo o a otros fármacos o psicotrópicos que puedan aliviar temporalmente sus síntomas.

Estas psicopatologías también pueden explicarse por los factores de riesgo compartidos, como por ejemplo:

- **El añadido de vulnerabilidades genéticas**. Algunas predisposiciones genéticas pueden aumentar la susceptibilidad tanto a la drogadicción como a otra psicopatología, o que pueda tener un mayor riesgo para la segunda patología una vez aparecida la primera.
- **El añadido de factores de riesgo en el entorno**. El estrés, el consumo de sustancias a corta edad o los traumas infanto-juveniles pueden derivar en una drogadicción y ésta, a su vez, en otros trastornos mentales.
- **La activación de zonas cerebrales similares**. Por ejemplo, los sistemas cerebrales que se activan durante la gratificación o el estrés se ven alterados por el consumo de sustancias y pueden presentar anomalías en personas con ciertas psicopatologías.
- **Las patologías por abuso de sustancias y otros trastornos mentales son trastornos del desarrollo**. Suelen aparecer durante la adolescencia o incluso durante la pubertad, justo en los periodos en que el cerebro y el sistema nervioso experimentan cambios bruscos debido a su desarrollo. El consumo de drogas en esta etapa vital puede modificar las estructuras cerebrales de tal modo que el riesgo de padecer psicopatologías será mayor en el futuro. Así pues, cuando

existe una sintomatología temprana de enfermedad mental suele venir ligado a un mayor riesgo de drogadicción en el futuro.

Estudios realizados en la Comunidad de Madrid entre 2006 y 2008 señalaron que la concurrencia de trastornos de drogodependencia con enfermedad mental se presentaban principalmente en hombres (80%), con una edad promedio de hasta los 37 años, solteros (58%) con estudios de primaria (46%).

Las enfermedades mentales más habituales en estas personas son los trastornos de la personalidad, el riesgo de suicidio, episodios hipomaníacos, trastornos ansiosos y la depresión mayor.

El 55% de los sujetos evaluados consumían dos o más sustancias. La cocaína (63%), el alcohol (61%) y el cannabis (23 %) fueron las drogas más reportadas.

OPINION DEL AUTOR

El motivo de mi estudio se basa en determinar cuáles son las causas predisponentes para la drogadicción en adolescentes. Analizar los resultados de la revisión de las historias clínicas de los pacientes atendidos en el HOPSPITAL BASICO DURAN y llegar a una conclusión de cuáles son las patologías por las cuales ingresaron o fueron atendidos los pacientes por el servicio de MEDICINA INTERNA.

HIPOTESIS

Mediante el estudio de las historias clínicas de los pacientes adolescentes consumidores de sustancias se obtendrá la incidencia de estos casos y las psicopatologías que se asocian a este cuadro clínico en los pacientes atendidos en la emergencia y n el área de hospitalización del HOSPITAL BASICO DURAN durante los años 2013-2015.

VARIABLES DE LA INVESTIGACION
VARIABLE INDEPENDIENTE

Drogadictos adolescentes.

VARIABLE DEPENDIENTE

Edad

Sexo

Tipo de droga consumida

Tiempo de drogadicción

CAPÍTULO III

MATERIALES Y MÉTODOS

CARACTERIZACIÓN DE LA ZONA DE TRABAJO (NACIONAL, ZONAL, PROVINCIAL, CANTONAL Y LOCAL)

Ecuador, zonal 8, Guayas, Guayaquil, Hospital Básico Durán.

PERIODO DE INVESTIGACION

El periodo de esta investigación es desde el año 2013 a 2015 según los casos reportados según el departamento de estadísticas del Hospital Básico Durán sobre drogadicción.

TIPO DE INVESTIGACION

De acuerdo a la característica y naturaleza de la presente investigación de corte transversal, retrospectivo de tipo observacional no experimental y descriptiva, ya que se parte de una cierta realidad que está sucediendo en el Hospital Básico Durán. Se recolecto datos sobre la incidencia, factores de riesgo, causas y complicaciones asociadas a drogadicción en adolescentes, constituyendo la fuente de información libros, enciclopedias, artículos médicos, revistas, y páginas web actualizadas.

UNIVERSO Y MUESTRA

UNIVERSO: Todos los pacientes con diagnóstico de drogadicción ambulatorios u hospitalizados, tratados en el área de Medicina Interna en el periodo comprendido desde el 2013 a 2015 en el Hospital Básico Durán.

MUESTRA: Todos los pacientes adolescentes (12-16 años) con diagnóstico de drogadicción tratados en el área de Medicina Interna desde el 2013 a 2015 en el Hospital Básico Durán.

VIABILIDAD

El presente estudio se realizó en base a datos estadísticos que han sido correspondientemente otorgados por el departamento de estadística del Hospital donde se efectuara dicho estudio previa autorización del Director de Docencia de la Institución.

CRITERIOS DE INCLUSIÓN Y EXCLUSIÓN

Criterio de inclusión:

- Todo paciente que ingresa por el servicio de emergencia del HOSPITAL BASICO DURAN durante el periodo 2013-2015.
- Todo paciente que sea atendido con diagnóstico de consumo de sustancias de edades entre 12 a 16 años.
- Todo paciente que tenga asociado al consumo de sustancias psicopatologías como delirium, demencia, trastornos de ansiedad, trastornos bipolar, trastorno de la conducta, trastornos de la personalidad, trastornos psicóticos, depresión.

Criterios de exclusión:

- Pacientes ingresados sin diagnóstico de consumo de sustancias.
- Pacientes ingresados con diagnóstico de consumo de sustancias que no entren dentro del rango establecido de edades.
- Pacientes que hayan sido ingresados en un periodo de tiempo diferente al establecido.

DESARROLLO DE VARIABLES.

VARIABLES INDEPENDIENTES	DEFINICION	INDICADORES	ESCALA VALORATIVA	FUENTE
DROGADICCION	Es la dependencia de sustancias que afectan el sistema nervioso central y las funciones cerebrales, produciendo alteraciones en el comportamiento, la percepcion, el juicio y las emociones.	TIPOS DE DROGAS	MARIHUANA	HISTORIA CLINICA
			COCAINA	
			HACHE	
			CRACK	
			HEROÍNA	
			LSD	
			MORFINA, BENZODIAZEPINAS	

VARIABLE DEPENDIENTE	DEFINICION	INDICADORES	ESCALA VALORATIVA	FUENTE
DROGADICTOS ADOLESCENTES		EDAD	12+18	HISTORIA CLINICA
		SEXO	MASCULINO Y FEMENINO	
		TIPO DE DROGA CONSUMIDA	COCAINA MARIHUANA, ACHE	
		TIEMPO DE DROGADICCION	MESES, 1 AÑO, > de 2 años	

OPERACIONALIZACIÓN DE LOS INSTRUMENTOS DE INVESTIGACIÓN
Fichas de historias clínicas.

El presente estudio investigativo se basó en la revisión de las historias clínicas de cada paciente guardadas en un sistema computarizado llamado AS-400 con previo aviso a las autoridades del HOSPITAL BASICO DURAN y con ayuda del departamento de Estadísticas el cual me facilito las mismas para ordenar de manera adecuada la información de los pacientes consumidores de sustancias y las psicopatologías asociadas.

Fichas bibliográficas

Se utilizaron para esta investigación los recursos literarios de varios autores recogidos en libros, artículos, revistas y otros documentos que aportaron en el desarrollo de esta investigación.

TIPO DE INVESTIGACIÓN
El presente estudio fue de tipo descriptivo, retrospectivo, realizado mediante la observación indirecta de historias clínicas recolectadas en el periodo 2013 - 2015, las cuales se recopilaron mediante filtro escogido por medio del sistema de codificación de enfermedades CIE-10.

CRONOGRAMA DE EJECUCION DEL PROYECTO (2016-2017)

ACTIVIDADES	Ago.	Sept	Oct	Nov	Dic	Ene	Feb	Mar	Abr	May
Reunión con el Tutor de Tesis	■									
Planteamiento del Proyecto		■								
Elaboración del Capítulo I		■								
Elaboración del Capítulo II		■								
Elaboración del Capítulo III			■							
Aprobación del Proyecto del Anteproyecto				■						
Revisión Bibliográfica					■					

Recolección de Datos					X					
Ejecución del Trabajo de Titulación						X				
Estructuración del Diseño Investigativo						X				
Elaboración del Capítulo IV						X				
Elaboración del Capítulo V							X			
Elaboración del Capítulo VI								X		
Presentación del Trabajo Titulación									X	

CONSIDERACIONES BIOÉTICAS

Según las guías de práctica clínica de manejo de adolescentes consumidores de sustancias, los pacientes con signos de intoxicación aguda, síndrome de dependencia a sustancias psicotrópicas y síndrome de abstinencia identificados pueden ser estabilizados y enviados a casa para que continúen su control por consulta externa mediante un programa que maneja el Hospital Básico Duran a cargo del departamento de Medicina Interna integrado por la Dra. María Eugenia Yépez y demás colaboradores en la cual los pacientes al igual que los familiares de los adolescentes involucrados se comprometen a llevar un riguroso control para lograr combatir esta enfermedad. Por lo que el objetivo principal es identificar la presencia de indicadores con Signos de Alarma y se busca:

- Pacientes que se complican dentro del proceso terapéutico.
- Pacientes con múltiples recaídas dentro del proceso terapéutico.
- Pacientes con comorbilidad psiquiátrica. (por ej. Psicosis)
- Pacientes con comorbilidad medica no manejable a este nivel (por ej. Cirrosis hepática)
- Paciente con cuadros adictivos detectados.

RECURSOS HUMANOS Y FISICOS
Humanos

- Colaboración del departamento de Estadísticas por petición previa solicitud dirigida a la Dirección Medica del HOSPITAL BASICO DURAN.
- Investigador (Interno de Medicina)
- Tutor de trabajo de titulación

Institucionales

- HOSPITAL BASICO DURAN
- Facultad de Ciencias Médicas
- Universidad de Guayaquil.

Físicos

- Mobiliario, Materiales y suministros, Papel de escritorio, Libros, Útiles de oficina, Fotocopias.
- Computador, Impresora, Pendrive
- Libros, Artículos, Revistas, Historias clínicas (AS-400).
- Transporte Vehicular (vehículo propio)

Financieros

Los gastos que se generaron en la investigación que fueron solventados en su totalidad por el investigador (Interno de Medicina).

METODOLOGÍA PARA EL ANÁLISIS DE RESULTADOS

Los resultados fueron tabulados por medio del programa de computación Excel, donde se obtuvieron las tablas y porcentajes de cada variable. Además se elaboraron gráficos en barras estadísticas para proceder a sus respectivos análisis e interpretación y poder emitir las respectivas conclusiones y recomendaciones.

CAPÍTULO IV

RESULTADOS Y DISCUSIÓN

ANALISIS E INTERPRETACION

Distribución de la edad y género en la incidencia de casos de consumo de sustancias en adolescentes atendidos en la emergencia del HOSPITAL BASICO DURAN durante el periodo 2013-2015.

TABLA 1.

GÉNERO	Masculino		Femenino		Total	
EDADES	#	%	#	%	#	%
12 – 16 años	96	32%	27	9%	123	41%
16- 18 años	119	39.66%	58	19.34%	177	59%
TOTAL	215	71.66%	85	28.34%	300	100%

Fuente: Departamento de Estadística del HOSPITAL BASICO DURAN

Elaboración: Katerine J. Sacoto Quinteros

GRAFICO 1

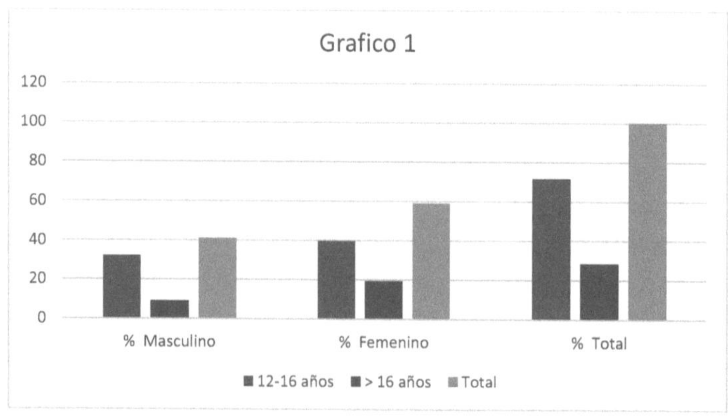

Fuente: Departamento de Estadística del HOSPITAL BASICO DURAN

Elaboración: Katerine J. Sacoto Quinteros

Los resultados de las historias clínicas de casos de adolescentes relacionados con el consumo de drogas atendidos en el Hospital Básico Duran durante el periodo 2013-2015 mostraron que el 71.66 % se dio en el género masculino en relación al femenino que presentó un menor valor del 28.34%, donde el 41% se dio en la edad entre 12 a 16 años y 59% en edad de 16 a 18 años.

Prevalencia de género en pacientes con problemas relacionados al consumo de drogas.

TABLA 2.

Genero	Frecuencia	Porcentaje
Masculino	96	78.05
Femenino	27	21.95
Total	123	100

Fuente: Departamento de Estadística del HOSPITAL BASICO DURAN

Elaboración: Katerine J. Sacoto Quinteros

GRAFICO 2

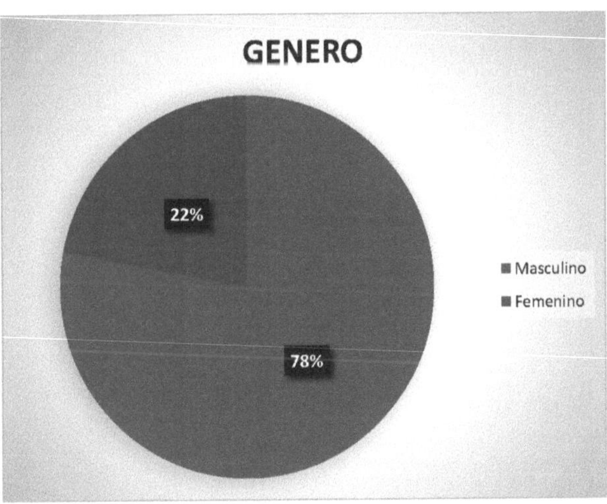

Fuente: Departamento de Estadística del HOSPITAL BASICO DURAN

Elaboración: Katerine J. Sacoto Quinteros

De acuerdo a la verificación de las historias clínicas, se pudo determinar que de los casos de adolescentes consumidores de sustancias del Instituto de Neurociencias de la Junta de Beneficencia de Guayaquil, se demostró que un 78% son de sexo masculino y un 22% sexo femenino que pertenece a una población que viven en el sector urbano marginal del cantón Duran, adolescentes de escasos recursos y con tendencia al consumo de sustancias de bajo costo (hache).

Tipo de Droga en la incidencia de casos consumo de sustancias en adolescentes atendidos en la emergencia y Consulta externa del HOSPITAL BASICO DURAN durante los años 2013-2015.

TABLA 3.

Tipo de droga	Frecuencia	Porcentaje
HACHE	38	30.90
Marihuana	12	9.75
Alucinógenos - LSD	5	4.06
Cocaína	3	2.44
Disolventes volátiles	18	14.64
Múltiples drogas	47	38.21
Total	123	100,00

Fuente: Departamento de Estadística del HOSPITAL BASICO DURAN

Elaboración: Katerine J. Sacoto Quinteros

GRAFICO 3

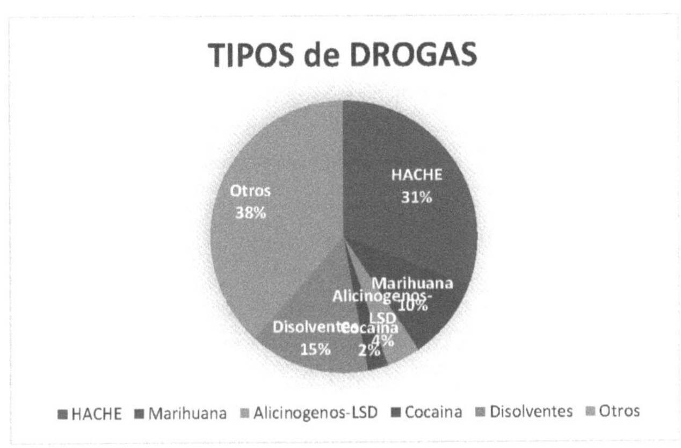

Fuente: Departamento de Estadística del HOSPITAL BASICO DURAN
Elaboración: Katerine J. Sacoto Quinteros

Los resultados de las historias clínicas recabadas durante los años 2013-2015, donde se registraron los casos de pacientes adolescentes consumidores de sustancias en el cantón Duran y atendidos en el HOSPITAL BASICO DURAN, en donde se demostró que la droga más usada y consumida por su bajo costo y fácil accesibilidad es la ``hache'' un mega derivado de la cocaína con un porcentaje de consumo del 31% seguido de los disolventes con un 15%, marihuana en un 10 %, alucinógenos y cocaína en bajo porcentajes 4% y 2% respectivamente.

Inicio y frecuencia de Consumo de sustancias psicotrópicas en adolescentes atendidos en la emergencia y Consulta externa del HOSPITAL BASICO DURAN durante los años 2013-2015.

TABLA 4.

FRECUENCIA DE CONSUMO	1 – 2 VECES A LA SEMANA		MAS DE 3 VECES A LA SEMANA		TOTAL	
INICIO DE CONSUMO	F	%	F	%	F	%
10 años	1	0.81	3	2.44	4	3.25
11 años	1	0.81	2	1.63	3	2.44
12 años	6	4.88	12	9.75	18	14.63
13 años	15	12.20	14	11.38	29	23.58

14 años	16	13.01	15	12.19	31	25.20
15 años	14	11.39	8	6.50	22	17.89
16 años	5	4.05	11	8.95	16	13
TOTAL	58	47.15	65	52.85	123	100

Fuente: Departamento de Estadística del HOSPITAL BASICO DURAN

Elaboración: Katerine J. Sacoto Quinteros

Las historias clínicas de los pacientes donde se registraron los casos de pacientes adolescentes consumidores de sustancias en el cantón Duran y atendidos en el HOSPITAL BASICO DURAN, en donde se demostró que el inicio de consumo de sustancias se da con mayor frecuencia con un 25.20% a los 14 años y la mayor frecuencia de consumo que se da 1 a 2 veces a la semana es de 13.01% en los adolescentes de 14 años igualmente y más de 3 veces a la semana es del 12.19% en los adolescentes de 14 y 15 años.

Motivo de Consulta en la incidencia de casos de consumo de sustancias en adolescentes atendidos en la emergencia y Consulta externa del HOSPITAL BASICO DURAN durante los años 2013-2015.

TABLA 6.

Motivo de Consulta		Frecuencia	Porcentaje
Intoxicación Aguda		58	47.15
Síndrome	de		
dependencia		32	26.02
Síndrome	de		
Abstinencia		33	26.83
Total		123	100

Fuente: Departamento de Estadística del HOSPITAL BASICO DURAN

Elaboración: Katerine J. Sacoto Quinteros

Los reportes de las historias clínicas recabadas del periodo comprendido durante los años 2013-2015 tratados en el Hospital Básico Duran, reflejaron como causa más común de motivo de consulta con un 47,15% se presentan casos de intoxicación aguda en los cuales se observa aumento en la sensibilidad a estímulos externos, alteración en la percepción de los objetos, enlentecimiento en la apreciación del paso del tiempo, ansiedad, etc.; en un 26.83% el síndrome de abstinencia que generalmente se presenta con disnea, palpitaciones, ira, agresividad, disminución del apetito o pérdida de peso, ansiedad, inquietud, insomnio, escalofríos, depresión, dolor en epigastrio, temblores y sudoración, etc.; y en un 26,02% el síndrome de dependencia que se caracteriza por ansiedad, cambios de humor, risa o llanto inmotivado, mialgias, artralgias, etc.;

DISCUSION

El consumo de sustancias en adolescentes es un serio problema de salud pública y es poca la atención y los recursos destinados a su prevención y tratamiento, pero más inquietante es el alto porcentaje d consumo de estas sustancias en nuestros jóvenes ecuatorianos y esto como una pequeña muestra en el cantón Duran. En cuanto a los datos obtenidos en el presente estudio, hubo un predomino del 78% que se dio en el género masculino en relación con el femenino que presentó el menor valor con el 22%; donde el 41% se dio entre las edades de 12 a 16 años y 59% que se presentó entre las edades de 16 a 18 años.

Según este estudio se determina que la droga más consumida por los adolescentes es la hache en un 31% por la facilidad de compra y el bajo precio; su edad de inicio predomino a los 14 años con un 25,20% y la frecuencia de consumo de 1 a 2 veces a la semana se presentó en un 13,01% en adolescentes de 14 años y consumo mayor de 3 veces a la semana se presentó en el 12.19% en los adolescentes de 14 años.

El motivo de consulta más frecuentemente encontrado en la emergencia fue por intoxicación aguda con un 47.15%, por síndrome de abstinencia con un 26.83% y el síndrome de dependencia en un 26.02%.

CAPITULO V

CONCLUSIONES

En cuanto a los datos obtenidos en el presente estudio, hubo un predomino del sexo masculino en relación al femenino y los mayores casos se dieron en edades comprendidas entre los 13 y 15 años.

Se determinó que la droga más consumida por los adolescentes es la hache por ser de fácil acceso y el bajo costo, la edad de inicio de consumo frecuentemente se presentó a los 14 y la mayoría de la población consume droga más de 3 veces a la semana.

El motivo de consulta más frecuente en la emergencia fue por intoxicación aguda, seguido de síndrome de abstinencia y finamente por el síndrome de dependencia que se caracteriza por ansiedad, cambios de humor, risa o llanto inmotivado, mialgias, artralgias.

CAPITULO VI
RECOMENDACIONES O PROPUESTAS

- Fortalecer los planes de educación continua al personal médico para la identificación oportuna de signos de intoxicación aguda de sustancias a fin de evitar casos fatales de la enfermedad.

- Brindar información a los familiares sobre las medidas de prevención y planes de tratamiento a los adolescentes que desean dejar de consumir.

- Buscar atención médica y psicológica en forma oportuna.

- Brindar charlas sobre el tema en lugares estratégicos dentro del Hospital.

- Los datos obtenidos en este estudio podrían acercar a hacer un esquema de prevención con mayor exactitud y rapidez para así evitar las complicaciones del consumo de sustancias, empezando el manejo adecuado cuando recién se presentan los signos de alarma.

BIBLIOGRAFIA

- Andrews, K. y. (1987). Drogas factores de riesgo. Inglaterra.

- Carvalho, J. T. (2007). HISTORIA DE LAS DROGAS Y DE LA GUERRA DE SU DIFUSIÓN. Noticias Jurídicas, 2-4.

- Claudio, P. (2014). LAS DROGAS, TIPOS,CLASIFICACIÓN,ADICCIÓN, DEFINCIÓN, CONCEPTOS. SALUD y MEDICINA, 2-6.

- CONSEP. (2012). Drogas. Drogas.

- CONSEP. (2015). Percepciones sobre el uso de drogas. Relatos de Docentes de enseñanza media en la ciudad de Quito.

- FARMACODEPENDENCIAS. (2015). Farmacodependencia. En FARMACODEPENDENCIAS, Farmacodependencia un enfoque disciplinario (pág. 113). Mexico: Direccion genreal de prevencion del delito y servicios a la comunidad de la Re3publica y UNICEF.

- Fernandez-Espejo. (2002). Bases neurobiológicas de la drogadicción. Revista de Neurologia, 659-664.

- OMS. (2008). Glosario de Termino. World Health Organization, 61.

- OMS. (2008). Glosario de términos. World Health Organization, 52.

- OMS. (2015). Drogadiccion.

- OMS. (2016). Adicciones. DROGAS.

- Secretaria Tecnica de Drogas. (2016). Prevencion de Drogas. Obtenido de http://www.prevenciondrogas.gob.ec/

- Universo, E. (16 de agosto de 2015). Expendio de drogas preocupa a Durán. El Universo, pág. 5.

- UNODC. (2016). INFORME MUNDIAL SOBRE LAS DROGAS. NUEVA YORK.

- Venum. (2014). Problemas de Drogas. PERU: pag. 15.

- Yaria, J. A. (2015). GUIA BASICA DE ADICCIONES. MEXICO.

- Andrews, K. y. (1987). Drogas factores de riesgo. Inglaterra.

- Carvalho, J. T. (2007). HISTORIA DE LAS DROGAS Y DE LA GUERRA DE SU DIFUSIÓN. Noticias Jurídicas, 2-4.

- Claudio, P. (2014). LAS DROGAS, TIPOS,CLASIFICACIÓN,ADICCIÓN, DEFINCIÓN, CONCEPTOS. SALUD y MEDICINA, 2-6.

- CONSEP. (2012). Drogas. Drogas.

- CONSEP. (2015). Percepciones sobre el uso de drogas. Relatos de Docentes de enseñanza media en la ciudad de Quito.

- FARMACODEPENDENCIAS. (2015). Farmacodependencia. En FARMACODEPENDENCIAS, Farmacodependencia un enfoque disciplinario (pág. 113). Mexico: Direccion genreal de prevencion del delito y servicios a la comunidad de la Re3publica y UNICEF.

- Fernandez-Espejo. (2002). Bases neurobiológicas de la drogadicción. Revista de Neurologia, 659-664.

- OMS. (2008). Glosario de Termino. World Health Organization, 61.

- OMS. (2008). Glosario de términos. World Health Organization, 52.

- OMS. (2015). Drogadiccion.

- OMS. (2016). Adicciones. DROGAS.

- Secretaria Tecnica de Drogas. (2016). Prevencion de Drogas. Obtenido de http://www.prevenciondrogas.gob.ec/

- Universo, E. (16 de agosto de 2015). Expendio de drogas preocupa a Durán. El Universo, pág. 5.

- UNODC. (2016). INFORME MUNDIAL SOBRE LAS DROGAS. NUEVA YORK.

- Venum. (2014). Problemas de Drogas. PERU: pag. 15.

- Yaria, J. A. (2015). GUIA BASICA DE ADICCIONES. MEXICO.

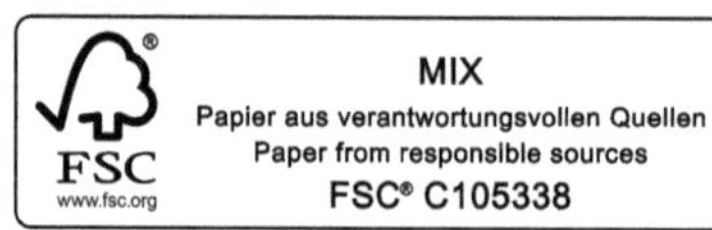

Printed by Books on Demand GmbH, Norderstedt / Germany